BEI GRIN MACHT SICH IHR WISSEN BEZAHLT

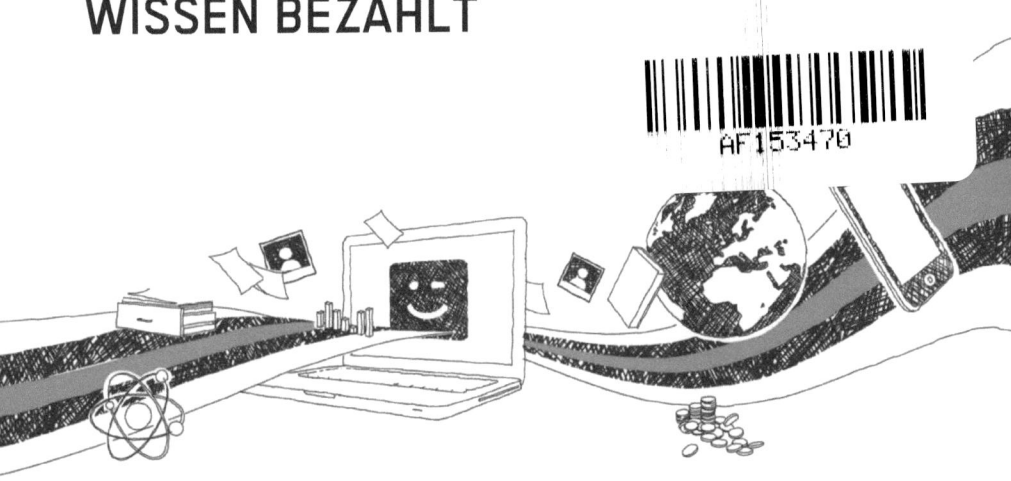

AF153470

- Wir veröffentlichen Ihre Hausarbeit,
  Bachelor- und Masterarbeit

- Ihr eigenes eBook und Buch -
  weltweit in allen wichtigen Shops

- Verdienen Sie an jedem Verkauf

Jetzt bei www.GRIN.com hochladen und kostenlos publizieren

GRIN

Körperpflege bei pflegebedürftigen, multimorbiden Menschen. Ein Unterrichtsentwurf (Pflegeausbildung)

Christian Honold

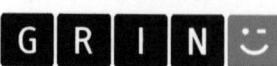

Bibliografische Information der Deutschen Nationalbibliothek:

Die Deutsche Nationalbibliothek verzeichnet diese Publikation in der Deutschen Nationalbibliografie; detaillierte bibliografische Daten sind im Internet über http://dnb.d-nb.de abrufbar.

ISBN: 9783346745200
Dieses Buch ist auch als E-Book erhältlich.

Unterrichtsentwurf: „Körperpflege bei pflegebedürftigen, multi-

morbiden Menschen"

Hochschule Esslingen

Soziale Arbeit, Bildung und Pflege

Bachelor Pflegepädagogik

BPP 2212 Pädagogische Werkstatt 1: Lernortbezogene Gestal-

tung der Pflegeausbildung

Esslingen am Neckar, 25.07.2021

Inhaltsverzeichnis

Anmerkung der Redaktion: Große Teile des Anhangs wurden aus urheberrechtlichen Gründen entfernt.

Abkürzungsverzeichnis

d.h.	das heißt
bzw.	beziehungsweise
CE	Curriculare Einheit
DQR	Deutscher Qualifikationsrahmen für lebenslanges Lernen
MfSul und MfKJuSBW	Ministerium für Soziales und Integration, Ministerium für Kultus, Jugend und Sport Baden-Württemberg
UE	Unterrichtseinheit

Abbildungsverzeichnis

Tabellenverzeichnis

1 Analyse der Kontextbedingungen

Bedingungsanalyse (Vgl. Koch-Priewe, Köker, und Störtländer 2016, 115).

Pflegebedürftigkeit bedeutet den Verlust oder das Fehlen der Fähigkeit, eigene Lebensaktivitäten zu planen und zu gestalten. Damit ein Mensch in diesem Zustand leben kann, werden medizinische und pflegerische Maßnahmen notwendig, um vitale Funktionen aufrecht zu erhalten. Dazu zählen etwa die Herz-Kreislauffunktion, die Atmung und der Ernährungszustand. Die Pflege unterstützt die Durchführung notwendiger Therapien und kann darüber hinaus zusätzliche Impulse geben, um die Selbstbestimmungsfähigkeit der Pflegebedürftigen zu steigern (Buchholz und Schürenberg 2009, 26). „Pflegebedürftig im Sinne des SGB XI sind Personen, die gesundheitlich bedingte Beeinträchtigungen der Selbständigkeit oder der Fähigkeiten aufweisen und deshalb der Hilfe durch andere bedürfen. Es muss sich um Personen handeln, die körperliche, kognitive oder psychische Beeinträchtigungen oder gesundheitlich bedingte Belastungen oder Anforderungen nicht selbständig kompensieren oder bewältigen können. Die Pflegebedürftigkeit muss auf Dauer, voraussichtlich für mindestens sechs Monate [...] bestehen" (§ 14 Abs. 1 SGB XI).

Die Versorgung von pflegebedürftigen Patient*innen, mit multimorbiden (lateinisch: multus = viel; Morbus = Krankheit) Krankheitsbildern verlangt allen Auszubildenden in der generalistischen Pflegeausbildung gerade zu Beginn viel ab. Neben der ersten Auseinandersetzung mit der eigenen Rolle als angehende professionell Pflegende, findet für viele der Lernenden dazu parallel der erste Kontakt mit dem pflegerischen Handlungsfeld und der pflegerischen Berufspraxis statt. Dieser Unterrichtsentwurf richtet sich an Lernende im ersten Ausbildungsdrittel und wird daher in der Curricularen Einheit (CE) 02 des Landeslehrplans verortet: „Zu pflegende Menschen in der Bewegung und Selbstversorgung unterstützen". Insbesondere unter dem Schwerpunkt „02 B Menschen in der Selbstversorgung unterstützen" (MfSul und MfKJuSBW 2020, 11). Dabei wird davon ausgegangen, dass die Lernendengruppe für verschiedene Einrichtungen und Versorgungsbereiche im Orientierungseinsatz vorbereitet wird. Die Auszubildenden müssen bereits im Orientierungsansatz pflegerische Beobachtungen treffen können und patientenorientiert Unterstützung bei der Körperpflege, dem Ankleiden und der Nahrungs- und Flüssigkeitsaufnahme durchführen.

Die hier beschriebene fiktive Lernendengruppe setzt sich aus 20 Auszubildenden zusammen, mit einer Altersverteilung von 17-47 Jahren. 13 Auszubildende haben ihren Orientierungseinsatz auf Stationen in einem Klinikum, 4 in der stationären Altenhilfe und 3 auf einer neonatologischen Station. 14 der Auszubildenden sind weiblich und sechs männlich. Das Engagement der Gruppe ist zum Beginn der Ausbildung noch hoch. Die Lernatmosphäre noch nicht ganz optimiert, da die Auszubildenden noch in der Vorstellungsphase sind und sich noch keine richtigen Gruppen gebildet haben. Sich momentan kennen zu lernen ist aktuell für die meisten wichtiger als die Lerninhalte. Drei der Auszubildenden haben bereits Praktika in einer Einrichtung für Menschen mit Behinderung und erweckten dadurch ihr eigenes Interesse eine pflegerische Ausbildung zu absolvieren. Abgesehen davon gibt es kein Vorwissen zu pflegerischen Tätigkeiten. 17 der Auszubildenden lernten Deutsch als Muttersprache. Drei aus der Lernendengruppe haben einen Migrationshintergrund und deswegen leichte Schwierigkeiten dem Unterricht immer zu folgen.

Ich selbst absolvierte mein Examen als Altenpflegekraft im Jahr 2019 und befinde mich aktuell im dritten Semester des Bachelorstudiengangs „Pflegepädagogik". Neben der Ausbildungszeit habe ich ein Jahr Berufserfahrung als Vollzeitkraft einer stationären Altenpflegeeinrichtung absolviert und war während der Ausbildung als Ausbildungsbotschafter im Namen der Einrichtung an allgemeinbildenden Schulen unterwegs, um Schulklassen den Pflegeberuf vorzustellen.

Die Körperpflege stellt für mich den zentralen Berührungs- und Kommunikations- und Beziehungspunkt für professionell Pflegende und ihren Klient*innen dar und kann insbesondere bei Menschen mit demenziellen Veränderungen oder anderen degenerativen kognitiven Krankheitsbildern dafür sorgen, dass pflegebedürftige Menschen durch die Hilfe professionell Pflegender wieder selbstbestimmter leben können. Es wird versucht die Auszubildenden in dieser Unterrichtseinheit (UE) auf die ersten Erfahrungen in der Berufspraxis vorzubereiten, ohne sie zu sehr mit der tatsächlichen Breite der Thematik zu überfordern.

2 Analyse des Lerngegenstandes unter wissenschaftlichen Gesichtspunkten

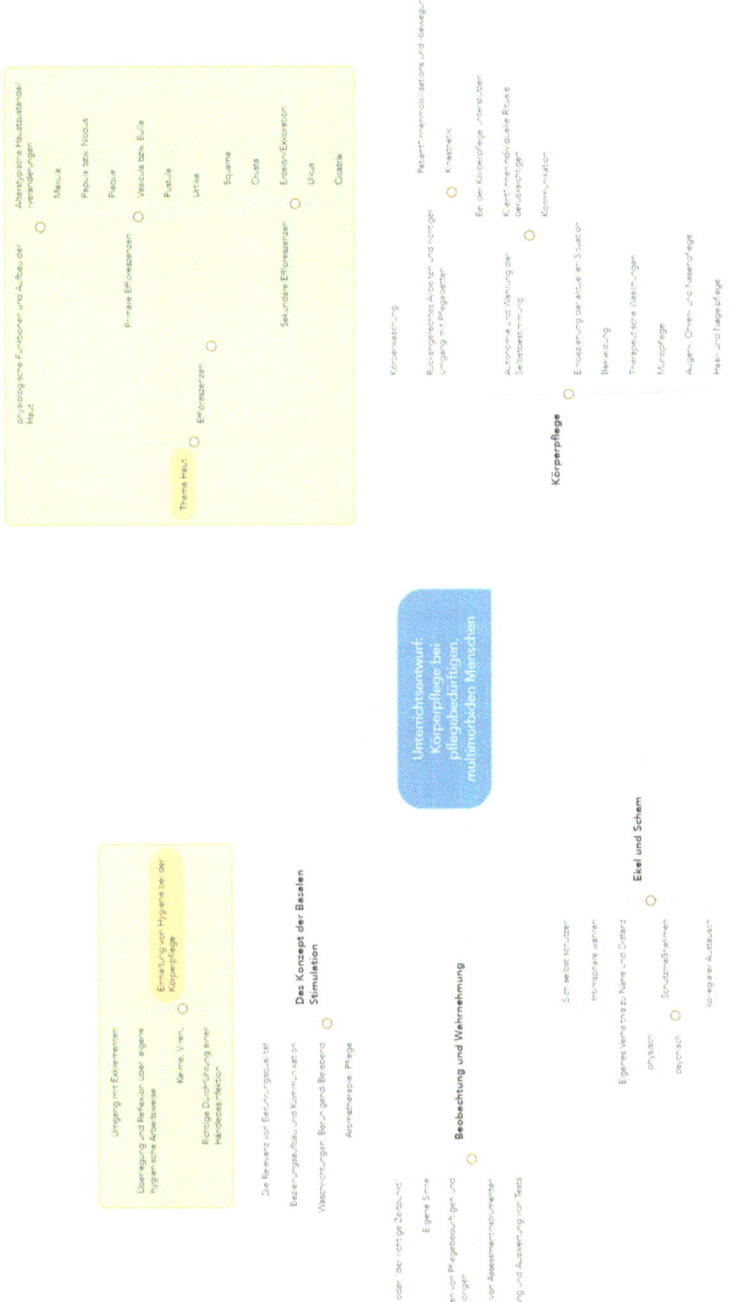

Abbildung 1: Mindmap zum Unterrichtsentwurf

Grün markierte Inhalte wurden bereits behandelt

3 Analyse des Lerngegenstandes unter didaktischen Gesichtspunkten

Im Folgenden Kapitel wird die Didaktische Analyse nach der bildungstheoretischen Didaktik von Wolfgang Klafki durchgeführt. Dafür wird die Thematik unter Anbetracht von fünf Leitfragen analysiert, die es ermöglichen den Bildungsgehalt eine Bildungsinhaltes konkret für die eigene Lernendengruppe zu ermitteln. (Vgl. Koch-Priewe, Köker, und Störtländer 2016, 110-113: Hoffman 2020, 13).

3.1 Exemplarische Bedeutung

Das Elementare

In der Frage nach der Exemplarischen Bedeutung geht es darum, welchen allgemeine Sinn- und Sachzusammenhang ein Inhalt vertritt und welcher durch den Inhalt erschlossen werden kann (Koch-Priewe, Köker, und Störtländer 2016, 110-113). Das Elementare ist dementsprechend ein Beispiel, dass über sich selbst hinausweist und allgemeine Sachverhalte aufdeckt (Oelke und Meyer 2013, 65). Die Körperpflege ist in diesem Kontext, eine der alltäglichen Haupttätigkeiten jeder Pflegekraft am Patient*innenbett. Eine Einführung in die Körperpflege ist auch eine Einführung in die pflegeberufliche Praxis und kann Sicherheiten, Argumentations- und Handlungsbegründungen in den Praxiseinsätzen stärken. Die Körperpflege bietet darüber hinaus, unabhängig vom Setting des Orientierungseinsatzes, eine Möglichkeit die erste pflegeberufliche Praxis zu reflektieren. Die erste Auseinandersetzung mit der Pflegebedürftigkeit allgemein trifft für viele der Auszubildenden mit dem Beginn des Orientierungseinsatzes zeitgleich zusammen. Ein Kontakt mit Menschen mit Behinderungen oder Multimorbidität und Berührungen bei der Körperpflege, die unvorbereitet, etwa bei der Intimpflege, als grenzüberschreitend wahrgenommen werden können, geben Anlass zur Reflexion. Gefühle von Ekel und Scham und eigene Beobachtungen über Neigungen zu Nähe und Distanz der Auszubildenden können als Basis für die ersten Überlegungen des professionellen Selbstbildes dienen (Vgl. MfSul und MfKJuSBW 2020, 11).

Das Fundamentale

Fundamentale Erfahrungen ermöglichen grundlegende Einsichten in die wahrgenommene Wirklichkeit der Welt (Oelke und Meyer 2013, 65). Die Körperpflege bei pflegebedürftigen Menschen bietet dabei eine Möglichkeit für den Kommunikations- und Beziehungsaufbau, insbesondere bei Patient*innen mit kognitiven Einschränkungen. Das Konzept der Basalen Stimulation kann „pflegebedürftigen Menschen Be-rührungen mit sich, den Pflegenden und anderen sie umgebenden Personen ermöglichen. Mit und ohne Hände sollen sie ihr eigenes Leben, sowie die aktuelle, sie umgebende belebte und unbelebte Umwelt «be-greifen» können" (Buchholz und Schürenberg 2009, 61). Auszubildende können erste Erfahrungen über Berührungsqualität reflektieren und ein Bild für die eigentliche Tiefe und Bandbreite dieser pflegerischen Tätigkeit gewinnen. Der Fokus wäre hier Anknüpfungspunkte zu schaffen und nicht zu überfordern.

Das Exemplarische

Die UE soll exemplarisch vom besonderen Einzelfall einen Zusammenhang ersichtlich werden lassen, der allgemeine Einblicke innerhalb der Thematik ermöglicht (Oelke und Meyer 2013, 65). Am Beispiel „Körperpflege bei pflegebedürftigen, multimorbiden Menschen" lässt sich etwa auch die Planung, Durchführung und Evaluation des Pflegeprozesses behandeln. Dabei müsste der Anspruch auf den frühen Zeitpunkt innerhalb der Ausbildung angepasst werden. Auszubildende können jedoch schon in theoretischen Überlegungen darüber nachdenken, welche Ressourcen notwendig sind, um die Körperpflege durchzuführen, welche Prophylaxen dabei unabdingbar sind und wie wichtige Informationen, wie Hautveränderungen, an Pflegefachpersonen in der Praxis weitergegeben werden müssen.

Die Körperpflege ist zudem beispielhaft für die Unterstützung der täglichen Lebensaktivitäten der Zupflegenden. Sie kann Überlegungen anstoßen, was noch notwendig ist, um die Lebensfunktionen und -aktivitäten zu erhalten. Letztlich kann die fachlich richtige und patient*innenorientierte Durchführung der Körperpflege als Reflexionsanlass für professionelles Handeln gesehen werden. Grundprinzipien, wie die Einhaltung von Hygieneregeln, die Orientierung am Patient*innenwunsch und die eigene Haltung bei der Durchführung dieser Maßnahme, kann exemplarisch für jede weitere pflegerische und behandlungspflegerische Maßnahme in der eigenen Berufspraxis betrachtet werden.

3.2 Gegenwartsbedeutung

Die Gegenwartsbedeutung beschäftigt sich damit, welche Bedeutung das Thema für Lernende bereits hat (Hoffmann 2020, 16). Der erste Kontakt mit der Pflegepraxis liegt bei den meisten Auszubildenden noch vor ihnen. Diejenigen, die ein Praktikum absolviert haben, führten dabei eher alltagsbetreuende Tätigkeiten und noch keine pflegerischen durch. Der erste Kontakt mit Pflegebedürftigkeit, Multimorbidität und Menschen mit Behinderung steht dem größten Teil der Lernendengruppe noch bevor. Das überwiegende Bild über die tatsächliche Berufspraxis ist womöglich durch ein diffuses „Menschen helfen wollen" und eine Unkenntnis über tatsächliche Arbeitsabläufe geprägt. Womöglich besteht eine Abwehrreaktion gegen die Thematik. Die Grundpflege kann als trivial wahrgenommen werden, weil das gesellschaftliche Bild über die Pflege mit Vorurteilen behaftet ist und das Kennenlernen innerhalb der Gruppe momentan als wichtiger angesehen wird. Aus pädagogischer Sicht wäre es wünschenswert, dass die Lernenden die professionelle Bedeutung und

Verantwortung verstehen, die ihnen exemplarisch durch die Durchführungsverantwortung der Körperpflege bei pflegebedürftigen Menschen, zuteilwird.

3.3 Zukunftsbedeutung

Mögliche relevante Inhalte für die berufliche Zukunft der Auszubildenden und im Kontext der Körperpflege, könnten etwa sein: Die eigene Gesundheit bei der Arbeit und insbesondere der Körperpflege erhalten, Verantwortung für die eigene berufliche Handlung übernehmen und sich für anstehende Praxisbegleitungen und Prüfungen gut vorbereiten zu wollen.

Die Körperpflege wird auch in der weiteren beruflichen Zukunft bei Menschen aller Altersstufen mit degenerativen neurologischen Erkrankungen, Bettlägerigkeit, Kommunikationseinschränkungen oder pädiatrischen Patient*innen eine Möglichkeit sein, um die Körperselbstwahrnehmung zu stärken und mit den Patient*innen als Pflegekraft in einen Dialog zu treten (Buchholz und Schürenberg 2009, 77; Teising und Jipp 2009, 2).

3.4 Struktur des Inhalts

Die Struktur des Inhaltes ergibt sich aus den vorigen beiden Bedeutungen (Oelke und Meyer 2013, 62). Folgenden Einzelmomente wären für das Thema vorstellbar.

- Kurze Vorstellung
- Einleitung: „Was braucht man für gute Pflege
- Lückentext Thema Durchführung der Körperpflege bei bettlägerigen Patient*innen
- Pause
- Durchführung von Zähneputzen beim Gegenüber
- Reflexion der eigenen Gefühle dabei
- Transfer wie fühlen sich die Patient*innen, wenn sie „komplett ausgeliefert sind"

Es wird davon ausgegangen, dass die Lernenden die Haut mit ihrem anatomischen Aufbau in vorhergehenden UE kennengelernt haben und exemplarisch über einige pathologische Hauterscheinungen bereits Kenntnisse erworben haben. Ebenso wird vorausgesetzt, dass die Lernenden erste Regeln mit einer hygienischen Arbeitsweise und der Händedesinfektion hinter sich haben.

3.5 Zugänglichkeit

Der Zugang könnte hier durch eine provokante Karikatur geschaffen werden (Abb. 1, siehe Anhang), die die Auszubildenden darin herausfordert zu überlegen, was zur Körperpflege gehört. Der Versuch wurde darauf basieren, dass Humor oder Provokation die Beteiligung an einer Diskussion zu Beginn fördert und dabei hilft erste Hemmungen über das Thema zu überwinden. Die Lehrkraft würde hierbei die Diskussion anmoderieren und die

Lernenden müssten im Vorfeld eigene Überlegungen über eine richtige Körperpflege anstoßen ohne direkt Fachwissen zu benötigen.

4 Ziele der Unterrichtseinheit

Die Kompetenzen, die bei einer Pflegefachkraft angebahnt werden sollen, werden dem DQR-Niveau 4 zugeordnet. Die Auszubildenden sollen irgendwann „über Kompetenzen zur selbstständigen Planung und Bearbeitung fachlicher Aufgabenstellungen in einem umfassenden, sich verändernden Lernbereich oder beruflichen Tätigkeitsfeld verfügen" (DQR 2011, 6). Es wurden ebenfalls Lernzielformulierungen des Landeslehrplanes hinzugezogen (Vgl. MfSul und MfKJuSBW 2020, 12).

Nach den einzelnen Kompetenzbereichen festgelegte Ziele bis zum Ende der UE

Fachkompetenz	
Wissen	**Fertigkeiten**
1. Die Lernenden nehmen die Pflege als Berührungsberuf mit positiven Momenten aber auch Herausforderungen, wie Ekel und Schamgefühlen war.	5. Die Auszubildenden wissen, dass sie die Durchführung von pflegerischen Maßnahmen im behandelten Skript oder im Standard der eigenen Einrichtung vorfinden und nachschlagen können.
2. Die Lernenden erweitern ihr eigenes Handlungs- und Kommunikationsvermögen mit Themenbezogenen pflegefachlichen Inhalten.	6. Die Lernenden können eigene Wahrnehmungen bei einer praktischen Übung festhalten und im Plenum wiedergeben.
3. Die Lernenden haben Kenntnis über die fachgerechte und Patient*innenorientierte Körperpflege.	7. Die Lernenden können vor der Klasse ihre Meinung darstellen und vertreten.
4. Die Lernenden können an ihr vorhandenes Fachwissen zum Thema Haut und den Hygieneregeln anknüpfen und es in dieser UE wieder aktivieren	8. Die Auszubildenden haben unter Beobachtung des Lehrenden eine pflegefachliche Mundpflege durchgeführt.

Tabelle 1: Lernziele für die UE angelehnt am DQR – Fachkompetenz

Personale Kompetenz	
Sozialkompetenz	**Selbständigkeit**
9. Die Lernenden können ihre Reflexionen untereinander austauschen. 10. Die Lernenden führen eine Diskussion in der Klasse und können sich an kommunikative Grundregeln halten.	11. Die Auszubildenden können sich selbst Lern- und Arbeitsziele setzen und das Erreichen von vorgegebenen Zielen reflektieren. 12. Die Lernenden können eigenständig Fragen stellen, wenn Zusammenhänge nicht verstanden werden. 13. Die Lernenden erkennen eigene Emotionen bei körpernahen pflegerischen Maßnahmen.

Tabelle 2: Lernziele für die UE angelehnt am DQR - Personale Kompetenz

5 Pädagogisch-didaktische Begründungen nach dem AVIVA-Modell

Das AVIVA-Modell mit seinen fünf Phasen des Unterrichts bietet die Grundlage für einen wirkungsvollen Verlauf der Lehr-Lernsequenz. Das Modell dient dabei dazu den Unterricht kompetenzorientiert zu halten und ermöglicht einen Überblick, ob die festgelegten Bildungsziele in den verschiedenen Phasen auch erreichbar sind (Vgl. Städeli 2010, 20-21).

A – Ankommen und einstimmen

In der ersten Phase wird die Bereitschaft seitens der Lernenden vorausgesetzt sich auf Neues einlassen zu wollen. Nach einer kurzen Begrüßung teilt die Lehrkraft den Auszubildenden das Thema, die oben formulierte Struktur und die Lernziele im Bereich „Wissen" mit. Nebenbei werden die Arbeitsblätter ebenfalls ausgeteilt.

V – Vorwissen aktivieren

Als Einstieg und um informelles Vorwissen der Lernenden anzuregen, wird die Karikatur im Plenum an der Tafel gezeigt. Die Auszubildenden sollen für sich überlegen, was gute Pflege ausmacht und Begriffe am Tafelbild gemeinsam sammeln. Hier geht es primär nicht um fachliche Richtigkeit, sondern, um die selbständige Überlegung über das eigene Vorwissen.

I – Informieren

Auszubildende bearbeiten gemeinsam einen Lückentext, der die richtige Vorgehensweise bei einer Körperpflege schildert. Der Text beginnt mit einer kurzen thematischen

Anknüpfung an zuvor behandelte Themen „die 5 Indikationen der Händedesinfektion" und „primäre und sekundäre Effloreszenzen". Der Lückentext ist so gestaltet, dass neben der Körperwaschung am Bett auch die Mundpflege und Grundinhalte der basalen Stimulation eingeführt werden. Die Lernenden haben bis zum Ende der ersten Unterrichtsstunde Zeit, um diesen Text zu bearbeiten. Es steht ihnen frei den Text in Gruppen von 2-3 Lernenden zu bearbeiten oder die Zeit für andere Tätigkeiten zu verwenden. Die Lehrkraft steht jederzeit für Rück- und Vertiefungsfragen offen und beobachtet vorrangig die Kommunikationsfähigkeit der Lernenden.

V – Verarbeiten

Zum Beginn der zweiten Hälfte der Unterrichtseinheit sollen die Lernenden, am Beispiel der Mundpflege, die vorher erstellten Ressourcen verarbeiten, vertiefen, üben und diskutieren. Die Lernenden finden sich in Zweiergruppen wieder und sollen abwechselnd aneinander eine Mundpflege durchführen. Dabei werden alle notwendigen Materialen von den Lernenden zusammengelegt. Die Aufgabe besteht nun darin eigene Gefühle, Haltungen und Meinungen, die bei der pflegerischen Maßnahme auftreten festzuhalten.

A – Auswerten

In einer abschließenden Diskussion geben alle Auszubildenden in einem Blitzlicht wieder ob sie die zu Beginn festgelegten Ziele erreicht haben und wie es ihnen nach der letzten Übung geht. Der/die Lehrende hält fest, ob weitere Wissensbedarfe in diesem Bereich aktuell vorliegen. Die Lernenden haben Zeit bis zur nächsten UE den Lückentext zu vervollständigen und sich weitere Fragen im Bezug zur Körperpflege zu notieren. Eine anschließende Besprechung des vollständigen Textes in der darauffolgenden UE, soll sicherstellen, dass alle Lernenden ein Skript für die praktische Durchführung der Körperpflege in ihren Unterlagen vorfinden können.

Eine Verwendung dieser Phasen gibt Lehrenden die Möglichkeit den Unterricht zu analysieren und zu orientieren. Es ist dadurch einsehbar welche Ressourcen der Lernenden in welcher Phase und mit welchen Methoden gezielt aufgebaut werden. Äußere Beteiligte können einen Unterricht, der nach den AVIVA-Phasen geplant ist, systematisch beobachten, beschreiben und durch Vorschläge verbessern. Lernende können ihr Lernen vermehrt selbstgesteuert organisieren, wenn sie sich selbst über den Aufbau der Unterrichte im AVIVA-Modell bewusstwerden (Städeli 2010, 23).

6 Unterrichtsverlaufsplanung

AVIVA-Lern-phase	Ziele	Methoden	Sozial-form	Medien/Material	Inhalt
Ankommen und einstimmen 5 min	11. Die Auszubildenden können sich selbst Lern- und Arbeitsziele setzen und das Erreichen von vorgegebenen Zielen reflektieren.	Lehrendenzentrierter Vortrag	Plenumsunterricht	Arbeitsblätter	Das Thema: „Körperpflege bei pflegebedürftigen, multimorbiden Menschen wird vorgestellt. Die Lernziele aus dem Bereich „Wissen" werden den Lernenden vorgestellt
AVIVA-Lern-phase	Ziele	Methoden	Sozial-form	Medien/Material	Inhalt
Vorwissen aktivieren 15 min	1. Die Lernenden nehmen die Pflege als Berührungsberuf mit positiven Momenten aber auch Herausforderungen, wie Ekel und Schamgefühlen war. 7. Die Lernenden können vor der Klasse ihre Meinung darstellen und vertreten.	Interpretation einer Karikatur, Diskussion	Plenumsdiskussion	Tafel, Karikatur, Skript	Die Lernenden sollen anhand der Karikatur (Abb. 2) ihr eigenes informelles Wissen über die Pflege mobilisieren und im Plenum überlegen, was eine gute Pflege ausmacht. Sie können Begriffe an der Tafel anbringen und ihre Meinung dazu vor der Gruppe darstellen. Dabei bietet die Karikatur bereits einen thematischen

AVIVA-Lernphase	Ziele	Methoden	Sozialform	Medien/ Material	Inhalt
	10. Die Lernenden führen eine Diskussion in der Klasse und können sich an kommunikative Grundregeln halten.				Anknüpfungspunkt an die Durchführung der Körperpflege
Informieren 25 min	2. Die Lernenden erweitern ihr eigenes Handlungs- und Kommunikationsvermögen mit Themenbezogenen pflegefachlichen Inhalten. 3. Die Lernenden haben Kenntnis über die fachgerechte und Patient*innenorientierte Körperpflege. 4. Die Lernenden können an ihr vorhandenes Fachwissen zum Thema Haut und den Hygieneregeln anknüpfen und es in dieser UE wieder aktivieren 5. Die Auszubildenden wissen, dass sie die Durchführung von	Lückentext Kleingruppendiskussion	Gruppenarbeit in Kleingruppen 2- max. 3 Lernende	Lückentext im Skript, Internet, Fachbuch	Die Lernenden bearbeiten in Kleingruppen von 2 bis max. 3 Auszubildenden gemeinsam einen Lückentext, der Grundzüge aus bekannten Themen der Händedesinfektion und pathologischer Hauterscheinungen zusammenfasst und neue Inhalte über die Durchführung der Körperpflege einführt. Dafür haben sie bis zum Ende der ersten Unterrichtsstunde Zeit.

AVIVA-Lern-phase	Ziele	Methoden	Sozial-form	Medien/ Mate-rial	Inhalt
	pflegerischen Maßnahmen im behandelten Skript oder im Standard der eigenen Einrichtung vorfinden und nachschlagen können. 9. Die Lernenden können ihre Reflexionen untereinander austauschen.				
Verarbeiten **30 min**	1. Die Lernenden nehmen die Pflege als Berührungsberuf mit positiven Momenten aber auch Herausforderungen, wie Ekel und Schamgefühlen war. 6. Die Lernenden können eigene Wahrnehmungen bei einer praktischen Übung festhalten und im Plenum wiedergeben. 8. Die Auszubildenden haben unter Beobachtung des Lehrenden	Kurzer lehrenden-zentrierter Vortrag, um die Aufgabe zu erklären, Abwechselnde praktische Übung am Gegenüber: Lernende führen gegenseitig an sich eine Mundpflege durch	Partner-arbeit	Skript, Handtuch, Zahnbürste, Zahnpaste, Waschbecken oder Nieren-schale, Wasser, Becher (idealerweise von den Lernenden	Am Beispiel der Mundpflege soll in Partnerarbeit exemplarisch eine pflegerische Maßnahme an den Lernenden selbst durchgeführt werden. Die Lernenden sollen direkt im Anschluss an ihre eigene Mundpflege alle Gedanken notieren. Insbesondere die Emotionen und Gedanken als Rezipienten der pflegerischen Maßnahme sind dabei festzuhalten.

AVIVA-Lernphase	Ziele	Methoden	Sozialform	Medien/Material	Inhalt
	eine pflegefachliche Mundpflege durchgeführt.			selbst mitgebracht)	
	11. Die Auszubildenden können sich selbst Lern- und Arbeitsziele setzen und das Erreichen von vorgegebenen Zielen reflektieren.				
	13. Die Lernenden erkennen eigene Emotionen bei körpernahen pflegerischen Maßnahmen.				
Auswerten **15 min**	6. Die Lernenden können eigene Wahrnehmungen bei einer praktischen Übung festhalten und im Plenum wiedergeben. 7. Die Lernenden können vor der Klasse ihre Meinung darstellen und vertreten.	Blitzlicht	Gruppendiskussion	Skript	In einem abschließenden Blitzlicht soll jeder Lernende die eigenen Erfahrungen als Pflegender und als Rezipient der Mundpflege im Plenum wiedergeben. Die Lernenden haben jetzt auch die Möglichkeit letzte Verständnisfragen über den Lückentext oder andere Inhalte zu stellen.

18

9. Die Lernenden können ihre Reflexionen untereinander austauschen. 10. Die Lernenden führen eine Diskussion in der Klasse und können sich an kommunikative Grundregeln halten. 11. Die Auszubildenden können sich selbst Lern- und Arbeitsziele setzen und das Erreichen von vorgegebenen Zielen reflektieren. 12. Die Lernenden können eigenständig Fragen stellen, wenn Zusammenhänge nicht verstanden werden.		Im Anschluss wiederholt der Lehrende die anfangs gesetzten Lernziele. Die Lernenden haben eine Möglichkeit zu äußern, ob sie die Ziele erreichen konnten oder welche Faktoren ihnen dabei geholfen/ sie dabei gestört haben. Die Lehrkraft teilt mit, dass der Lückentext in der nächsten UE nochmals gemeinsam besprochen wird und verabschiedet sich von den Lernenden.

Tabelle 3: Unterrichtsverlaufsplanung

Literaturverzeichnis

Al-Abtah, Jallal, Angelika Ammann, Susanne Andreae, Walter Anton, Sandra Bensch und Kerstin Protz. 2020. *Pflege.* 2., überarbeitete Auflage. Stuttgart: Thieme.

Arbeitskreis Deutscher Qualifikationsrahmen. 2011. Deutscher Qualifikationsrahmen für lebenslanges Lernen.

Buchholz, Thomas und Ansgar Schürenberg. 2009. *Basale Stimulation® in der Pflege alter Menschen: Anregungen zur Lebensbegleitung.* 3., überarbeitete und erweiterte Auflage. Bern: Huber.

Hoffmann, Bernhard. 2020. *Der Unterrichtsentwurf.* 2., erweiterte und überarbeitete Auflage. Baltmannsweiler: Schneider.

Koch-Priewe, Barbara, Anne Köker und Jan Christoph Störtländer. 2016. „Die bildungstheoretische Didaktik und die kritisch-konstruktive Didaktik." In *Einführung in die Allgemeine Didaktik: Ein Lehr- und Arbeitsbuch für Lehramtsstudierende*, hrsg. von Raphaela Porsch, 109- 117. Münster: Waxmann.

Kohler, Myrta, Jeanette Mullis, Melanie Burgstaller, Jürg Schwarz und Susi Saxer. 2018. „Auswirkungen von Basaler Berührung auf das herausfordernde Verhalten während der Körperpflege bei Menschen mit Demenz: eine Mixed Methods Studie". *Klinische Pflegeforschung* (4): 13-26.

Kommission für Krankenhaushygiene und Infektionsprävention beim Robert Koch-Institut. 2016. „Händehygiene in Einrichtungen des Gesundheitswesens." Bundesgesundheitsblatt – Gesundheitsforschung – Gesundheitsschutz (9): 1190-1196.

Ministerium für Soziales und Integration, Ministerium für Kultus, Jugend und Sport Baden-Württemberg. 2020. „Landeslehrplan für die Berufsfachschule: Berufsfachschule für Pflege Ausbildungsdrittel 1, 2 und 3". 15. Juli 2021. http://ls-bw.de/,Lde/Startseite/Bildungsplaene/Berufsfachschule+fuer+Pflege.

Oelke, Uta und Hilbert Meyer. 2013. *Didaktik und Methodik: für Lehrende in Pflege- und Gesundheitsberufen.* Berlin: Cornelsen.

Speth, Frank. 2020. „Pflegeberufe - Karikatur". 15. Juli 2021. http://www.bildergeschichten.eu/pflegeberufe_karikatur.htm.

Städeli, Christoph. 2010. „Die fünf Säulen der guten Unterrichtsvorbereitung". *Folio* (6): 20-23.

Teising, Dagmar, und Heike Jipp. 2009. *Neonatologische und pädiatrische Intensivpflege: Praxisleitfaden und Lernbuch*. 4., überarbeitete und erweiterte Auflage. Heidelberg: Springer.

Anhang (Skript)

Anmerkung der Redaktion: Große Teile des Anhangs wurden aus urheberrechtlichen Gründen entfernt.

Ihre Lernziele zum Thema Körperpflege

1. Sie nehmen die Pflege als Berührungsberuf mit positiven Momenten aber auch Herausforderungen, wie Ekel und Schamgefühlen war.
2. Sie erweitern ihr eigenes Handlungs- und Kommunikationsvermögen mit Themen-bezogenen pflegefachlichen Inhalten.
3. Sie haben Kenntnisse über die fachgerechte und Patient*innenorientierte Körper-pflege.
4. Sie können an ihr vorhandenes Fachwissen zum Thema Haut und den Hygienere-geln anknüpfen und es in dieser UE wieder aktivieren

Eigene Notizen:

_____

_____

_____

_____

_____

_____

_____

_____

_____

_____

_____

_____

Einleitung: Was macht gute Pflege aus?

Aufgabe: Schauen Sie sich die abgebildete Karikatur an und halten Sie fest, was Sie sehen. Überlegen Sie sich anschließend unter diesen Gesichtspunkten ein Stichwort und halten Sie fest, was Sie damit verbinden. Sie können ihren Standpunkt im Anschluss an der Tafel vorstellen und der Gruppe erläutern.

_____

_____

_____

_____

_____

Lückentext

Aufgabe: Bearbeiten Sie die folgenden Lückentexte in Gruppen von 2 bis maximal 3 Lernenden. Stellen sie Verständnisfragen gerne während der Bearbeitung oder gesammelt am Ende der Unterrichtseinheit.

Wiederholung:

„Die 5 Indikationen der Händedesinfektion"

Füllwörter: aseptischen, nach, direkte, nach, erweiterte, vor, infektiösem,

Eigene Notizen:

_____

_____

_____

_____

_____

Aufgabe: Durchführung einer Mundpflege

Schauen Sie sich das Skript über die Beobachtungskriterien, Materialien und die Durchführung der Mundpflege an. Finden Sie sich nun in Zweiergruppen zusammen und führen Sie die Mundpflege gegenseitig aneinander durch. Notieren Sie Ihre Gedanken, Emotionen und Wahrnehmungen während dieser pflegerischen Maßnahme in der Rolle als Pflegende und als Rezipient*innen

	In der Rolle als Pflegekraft	In der Rolle als Zupflegende
Gedanken		
Emotion		
Wahrnehmung		

Konnten Sie einen neuen Einblick gewinnen? / Nehmen Sie für sich eine Konsequenz in die Pflegepraxis mit?

_____

_____

_____

_____

Abschließende Reflexion:

Konnten Sie die anfangs genannten Lernziele für sich erreichen?

Was hat dazu beigetragen und was war eher hinderlich?

Tragen sie ihre Ergebnisse gerne in der Gruppe vor

Eigene Notizen:

_____

_____

_____

_____

_____

_____

_____

_____

_____

_____

_____

_____

_____

_____

_____

_____

_____

_____

_____

_____

_____

_____

_____

_____

Erwartungshorizont

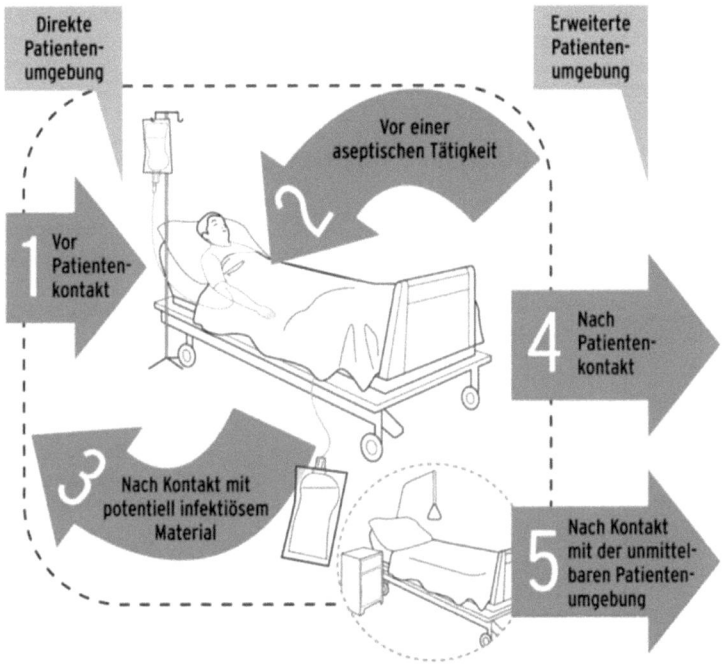

Aufgabe: Durchführung einer Mundpflege

Schauen Sie sich das Skript über die Beobachtungskriterien, Materialien und die Durchführung der Mundpflege an. Finden Sie sich nun in Zweiergruppen zusammen und führen
Sie die Mundpflege gegenseitig aneinander durch. Notieren Sie Ihre Gedanken, Emotionen und Wahrnehmungen während dieser pflegerischen Maßnahme in der Rolle als Pflegende und als Rezipient*innen

	In der Rolle als Pflegekraft	In der Rolle als Zupflegende
Gedanken	• Merkwürdig das an an- deren Lernenden durch- zuführen • Ein tieferer Einblick in den Zahnstatus als es mir lieb ist	• Oh Gott. Ich will das überhaupt nicht zulas- sen! • Habe ich Mundgeruch?
Emotion	• Es ist ein wenig eklig das hier durchzuführen	• Mir ist das so peinlich, das im Klassenzimmer über mich ergehen zu lassen
Wahrnehmung	• Gegenüber ist mir in die- sem Moment ausgelie- fert	• Ich wünschte wir wären wenigstens nur zu zweit • Wenn jemand fremdes die Mundpflege durch- führt, fühlt es sich leich- ter unangenehm, kit- zelnd an

**Konnten Sie einen neuen Einblick gewinnen? / Nehmen Sie für sich eine Konse-
quenz in die Pflegepraxis mit?**

Ich will die Mundpflege so angenehm wie möglich für meine Patient*innen gestalten. Sie
sind mir in diesem Moment komplett ausgeliefert. Genauso müssen sie sich auch bei der
Inkontinenzversorgung oder der Intimpflege fühlen.

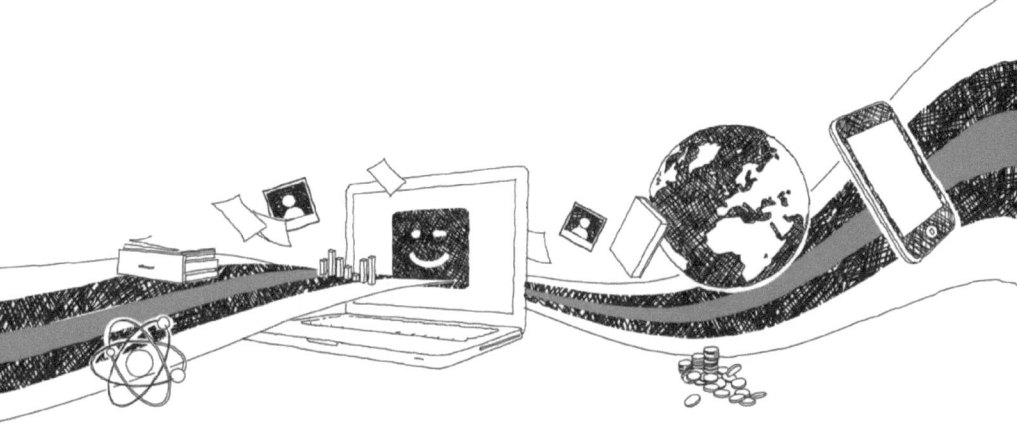
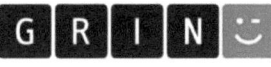